DE

L'ADÉNOPATHIE

SCROFULEUSE & TUBERCULEUSE

PAR

Lucien DODIN

DOCTEUR EN MÉDECINE DE LA FACULTÉ DE PARIS
Ancien interne des hôpitaux de Nantes
Lauréat de l'École de médecine de Nantes
Membre de la Société biologique de la Loire-Inférieure

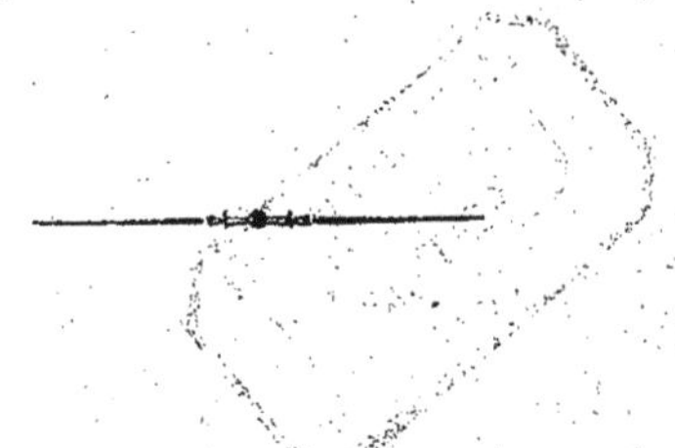

PARIS

ALPHONSE DERENNE

52, Boulevard Saint-Michel, 52

1881

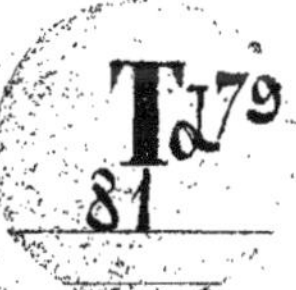

DE
L'ADÉNOPATHIE
SCROFULEUSE & TUBERCULEUSE

PAR

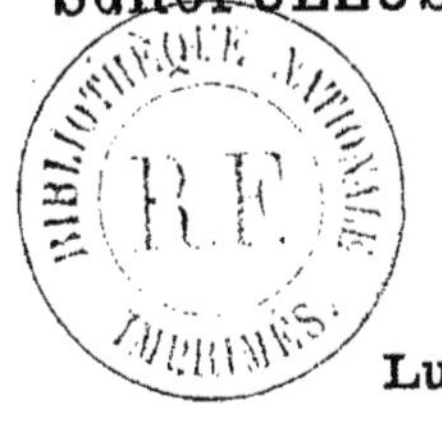

Lucien DODIN

DOCTEUR EN MÉDECINE DE LA FACULTÉ DE PARIS

Ancien interne des hôpitaux de Nantes

Lauréat de l'École de médecine de Nantes

Membre de la Société biologique de la Loire-Inférieure

PARIS

ALPHONSE DERENNE

52, Boulevard Saint-Michel, 52

1881

A MES PARENTS

A MES AMIS

DE L'ADÉNOPATHIE

SCROFULEUSE ET TUBERCULEUSE

INTRODUCTION. — BUT DE CE TRAVAIL

Notre attention a été attirée cette année par M. le professeur Laboulbène, sur deux malades qui sont entrés dans son service à l'hôpital de la Charité. C'étaient deux tuberculeux, homme et femme, qui tous deux étaient atteints de phthisie pulmonaire au troisième degré, et qui présentaient comme épiphénomène des adénites cervicales énormes, telles qu'on n'a pas l'habitude d'en observer dans le courant de la tuberculose ; et de plus, coïncidence particulière, ils étaient en puissance de syphilis secondaire. Nous avons voulu étudier ces deux faits et voilà pourquoi nous avons choisi ce sujet comme thèse inaugurale. Nous avons cru devoir à ce propos faire l'étude de l'adénite scrofuleuse et tuberculeuse. En commençant ce travail, nous l'avouons sincèrement, nous croyons que ces deux variétés d'adénites constituaient des espèces à part ; mais en recherchant nous n'avons pas été peu frappé de voir que c'était une et même affection, et qu'à l'heure qu'il est, au point de vue anatomique, il est matériellement impossible

Dodin   2

de distinguer ces deux formes. On sera donc étonné que nous ayons conservé comme titre de l'adénite tuberculeuse et scrofuleuse, et que nous n'ayons pas dans notre titre identifié ces deux choses, c'est que nous avons craint de blesser trop ouvertement chez certaines personnes des croyances admises depuis plusieurs siècles, et de paraître un peu paradoxal en assimilant la scrofule au tubercule et cependant c'est ce qui est, et après avoir feuilleté nombre de travaux publiés sur ce sujet, nous avons acquis cette conviction que ce qu'on appelle scrofule ne sont que des manifestations tuberculeuses localisées. Il ne faut point en pathologie émettre des lois rigoureuses, si on ne veut pas craindre de voir le principe qu'on soutient démontré faux au bout d'un laps de temps plus ou moins long.

Lorsque Louis étudia la tuberculose pulmonaire, frappé de la fréquence de cette maladie, il crut pouvoir affirmer ce fait : « Toutes les fois qu'il y a des tubercules dans un organe il y en a dans le poumon » et la conclusion qu'on en tirait était, que toutes les fois qu'il n'y en a pas dans le poumon il n'y en a pas ailleurs. Quel est celui de nous qui après avoir étudié dans les hôpitaux, et vu de près nombre de malades comme cela nous a été donné, n'a point été convaincu de la fausseté de ce principe. La méningite tuberculeuse, la péritonite chronique, des affections cutanées, les lupus, par exemple, ne sont-elles point du tubercule ? et cependant, combien de fois a-t-on trouvé le poumon indemne des mêmes produits? Il en est de même pour l'adénite ; et après avoir parcouru tous les auteurs que nous avons eu à étudier pour la confection de ce travail, l'opinion intime qui nous est restée de nos lectures, est que ce que l'on a appelé adénites scrofuleuses, sont des adénites chroniques simples chez des lympathiques, ou des adénites tuberculeuses primitives, tandis que les adénites tuberculeuses proprement dites sont le plus fréquemment, sinon toujours, secondaires à des lésions scrofuleuses plus ou moins éloignées.

Nous allons étudier ces adénites comme constituant un seul genre d'affection, mais à localisations multiples; aussi verrons-nous particulièrement les adénites cervicales, intra thoraciques et intra abdominales. Nous ne dirons qu'un mot des axillaires et des inguinales qui sont en général presque toujours précédées par les cervicales.

Nous aurions pu faire un chapitre spécial au début sur la distribution ganglionnaire et la structure des ganglions lymphatiques, mais comme nous n'aurions pu que donner un résumé très pâle de ces dispositions anatomiques, nous avons préféré renvoyer aux auteurs classiques (Cruveilhier, Sappey) et au travail si bien fait de M. Baréty.

Qu'il nous soit permis en terminant de remercier M. le professeur Laboulbène de la complaisance qu'il a mise à nous laisser publier des observations de son service et son interne M. Bellangé, aide d'histologie de la Faculté, qui s'est mis entièrement à notre disposition pour la rédaction de ces observations.

HISTORIQUE

Dès la plus haute antiquité, les engorgements ganglionnaires (écrouelles) ont été considérés comme le type de la
scrofule, et même jusqu'à la fin du xvɪᵉ siècle, on appli-
quait seulement le nom de scrofules à certains engorgements glandulaires du cou, c'était le « *pessimus colli
morbus* » d'Hippocrate.

On sait d'où vient l'origine de ce mot de scrofules, il
vient de scropha ou scrofa, qui veut dire truie, parce que
cet animal est souvent affecté d'engorgements de même
nature.

Dans quelques circonstances on appelle aussi la scrofule,
strumes. Cette dénomination vient de struma qui s'appli-
quait au goître, que certains auteurs modernes regardent
comme une manifestation scrofuleuse. Bazin dit que l'hypertrophie du corps thyroïde appartient à la scrofule, au
même titre que l'hypertrophie du thymus à la syphilis.

Kurt Sprengel (1) raconte que sous le règne de Tibère,
Ménécrate de Zeophleta s'occupait déjà du traitement des
scrofules, et il avait reconnu leur nature particulière, puis-
qu'il cherchait à les faire suppurer en employant des
moyens externes.

Tous les auteurs qui ont écrit jusqu'à Ettmuller et Cullen
depuis Galien en parlent, mais ce n'est guère qu'à partir
du commencement du siècle dernier, que des traités spé-

1. Traduction de Geiger, 1810.

ciaux ont commencé à se produire sur cette question.

Les théories sont multiples sur la nature de la scrofulose ; pour presque tous les auteurs il s'agit d'une dyscrasie, d'une altération des humeurs, due à la présence d'un vice, d'un levain, d'un germe, d'un virus particulier, auquel ils ont donné diverses dénominations. D'après Hippocrate et Galien (1), c'est une pituite épaisse qui se fixe sur les ganglions lymphatiques. Paré, Peyrehle, Duret, Sanctorius, Mead, reproduisent cette opinion. Pour Celse, les tumeurs écrouelleuses sont le résultat d'une concrétion sanguine et purulente. Bordeu regarde les scrofules comme résultant d'une maladie du suc nourricier : « maladie qui se démontre, dit-il, dans une partie du corps plutôt que dans une autre, suivant les dispositions particulière de cette partie, suivant la direction des vaisseaux et des nerfs, selon l'état du mouvement dont toutes les parties celluleuses se trouvent plus ou moins animées. »

Pour Ettmuller et Hunter, la maladie est due à la présence d'un acide, que Baumes crut être l'acide phosphorique. Pour Dehaen, la scrofule ne serait autre chose que la transformation de la variole ; d'autres ont vu en elle un vice spécifique de la lymphe.

Certains auteurs tels que Thomas Warton, qui par ses recherches contribua grandement à faire connaître l'appareil lymphatique, et Faure, ont pensé que l'altération lymphatique d'où naissent les écrouelles serait le résultat de l'absorption et du transport du liquide séminal dans l'économie. Pour eux, la maladie naît lorsque le sperme

1. Jolly. Article *Scrofulides*, du *Dict. de médecine et de chirurgie pratique*, 1835.

commence à être sécrété, elle s'accroît aussi longtemps qu'il n'est pas évacué par les voies naturelles, et enfin elle guérit presque certainement, à l'époque où les organes de génération jouissant d'une certaine énergie, commencent à remplir leurs fonctions. « *Juvenes cœlibes strumosi fiunt, postea vero matrimonio curantur* (1). »

Le solidisme, lui aussi, imprima son cachet aux théories qui parurent sur la maladie dont nous parlons. Sœmmering voyait dans l'affection scrofuleuse une sorte de faiblesse radicale des vaisseaux et des ganglions lymphatiques. Cabanis, Bichat, Pinel, Alibert, Richerand, acceptèrent sa manière de voir.

Girtanner en met le point de départ dans l'irritabilité du système lymphatique, et Broussais appuya cette théorie de toute l'autorité de son nom.

Dulaurens, Bordeu et Pujol, regardaient la scrofule comme contagieuse. Camper, Stoll, Portal la considéraient comme une transformation du virus syphilitique. Mais Baudelocque montra qu'elle était antérieure à l'apparition de la syphilis et prouva que les analogies signalées entre les deux maladies n'étaient qu'apparentes. Bazin établit dans ses leçons les caractères tranchés qui différencient la scrofule de la syphilis. Il la distingue de la tuberculose qui, dit-il, a pour caractère essentiel d'être une diathèse à produits toujours identiques et débutant en général par le poumon.

Dans le même ordre d'idées M. Pidoux partant de ce principe : « que la tuberculose n'a rien d'immuable et de spécifique mais qu'elle se forme d'autre chose que d'elle-

1. Wharthon, *Adenographia*. Londres, 1856.

même, qu'elle peut naître de tout, regarde la phthisie comme une maladie constitutionnelle secondaire, tandis que la scrofule, la dartre, la goutte et la syphilis sont des diathèses initiales capables de l'engendrer.

Rindfleisch en fait une anomalie qui se manifeste par la tournure spéciale que prennent les inflammations.

Wirchow accuse le développement anormal du système sympathique, la vulnérabilité, la fragilité plus grande des tissus, en particulier des ganglions et enfin la caducité précoce des cellules, des néoformations inflammatoires, survenant chez les scrofuleux.

Rilliet et Barthez décrivent l'affection scrofulo-tuberculeuse, dans le même chapitre clinique, comme Wirchow les avaient décrites ensemble au point de vue anatomo-pathologique. Pour Lebert il n'y avait pas non plus deux maladies.

Graves à l'époque moderne déclare que les produits scrofuleux et tuberculeux sont des néoformations de vitalité inférieure et qu'il n'y a lieu d'établir entr'eux aucune différence sensible.

Friedlander affirme que la scrofule n'existe pas, et que ce qu'on décrit sous ce nom doit être rangé dans les produits tuberculeux. Cornil nie la valeur des observations histologiques de ce dernier, et accepte franchement une scrofule et une tuberculose ; M. Ledentu (1) exprime lui aussi des doutes sur la dualité des deux sortes de produits ; néanmoins, il obéit au courant scientifique et fait deux chapitres séparés des adénites scrofuleuses et tuberculeuses.

1. *Article Lymphatique du Dict. de médecine et de chirurgie pratique.*

ÉTIOLOGIE

Étudier l'étiologie de l'adénopathie chez les tuberculeux, c'est étudier les conditions générales qui donnent lieu au développement de la tuberculose dans l'organisme, et d'autre part les causes locales qui produisent ces engorgements.

Parmi les conditions générales citons en première ligne le lymphatisme ou tempérament lymphatique. Ce tempérament est admis par tous les auteurs. Les individus qui ont ce genre de constitution ont les cheveux généralement fins, blonds, rouges ou d'un châtain clair. La peau est d'une blancheur mate, et a une finesse particulière, de sorte qu'on voit se dessiner au-dessous de la peau en linéaments bleuâtres les fines veines de la superficie. Les yeux sont bleus, largement ouverts, ombragés par de très longs cils et les pupilles habituellement dilatées. Le visage présente les contours gracieux et indécis de l'enfance, la figure est rosée, la lèvre supérieure épaisse, en un mot les malades présentent un aspect que les anciens ont gratifié de *facies amabilis*. L'embonpoint est considérable et efface les saillies des muscles, cet embonpoint en impose au premier abord, mais l'air indolent et mélancolique, la nonchalance des mouvements, indiquent que le sujet n'a pas les forces en rapport avec le développement du corps.

En somme le tempérament lymphatique consiste dans la prédominance du développement de vitalité de tous les tissus pénétrés par des liquides non sanguins, et de tous les organes qui forment ces liquides.

Les sujets seraient de plus anémiques, car ils auraient un nombre moins considérable de globules sanguins et par suite diminution de la quantité de fer contenue dans le sang.

L'hérédité entre en ligne de compte. Un être issu de parents malingres, chétifs, souffreteux, ou bien qui ont l'habitude de vivre dans un état de misère profond, ou qui sont la proie de diathèses, ne peut naître avec tous les attributs de la santé, il sera lui-même débile, il manquera d'énergie vitale, il sera lymphatique. C'est aussi bien dans les classes riches que dans les classes pauvres que cet état de dégénérescence existe.

« Les riches, dit M. le professeur Chauffard (1), ont une scrofule ou directement et ouvertement héréditaire ou lentement préparée par l'affaiblissement de la race, à travers des générations successives adonnées au luxe, appauvries par le bien être lui-même. L'enfant pauvre au contraire est conduit souvent à la scrofule par la privation de tout ce qui aide et concourt au développement des forces organiques. »

Ce n'est pas seulement la tuberculose qui engendre chez les enfants la tuberculose, il faut tenir compte aussi de ce que d'autres diathèses peuvent prédisposer à celle-ci, qui est en quelque sorte l'aboutissant des dégénérescences organiques, citons en première ligne la syphilis dont l'action est un rapport absolument funeste. Les auteurs ont admis des transmissions de la maladie à des générations éloignées, tandis que les parents qui servaient d'intermédiaires en étaient exempts. Boerhaave exprime ce fait par ces paroles :

1. Chauffard. Première livraison du *Correspondant*, juillet 1870.

Silente sæpe morbo in geniture, dum ex œvo derivatur in nepotem.

La contagion avait été admise entr'autres par Charmetton, Cujol et Baumes; mais en revanche, à cette époque nous trouvons Pinel, Alibert et Lepelletier d'un avis contraire.

Nous n'insisterons pas sur l'influence du climat humide, des habitations basses et entassées, d'une alimentation pauvre et peu substantielle. pour arriver à l'étude des causes plus directes et plus voisines.

Parmi les professions qui prédisposent le plus à ces engorgements ganglionnaires nous devons citer en première ligne l'état militaire. Quel est celui d'entre nous qui après avoir visité les hôpitaux militaires n'a pas été frappé du grand nombre d'adénites que l'on voit chez les jeunes recrues, et dont la cause se devine aisément, il y a chez ces gens un grand nombre de causes qui concourent à leur production, comme l'a fait remarquer H. Larrey dans son excellent mémoire sur ce sujet. Le tempérament lymphatique, l'âge de la conscription chez un grand nombre de soldats encore trop faibles pour supporter sans ménagement, la fatigue des armes, la transition brusque de la vie des champs, ou d'une existence paisible à un état contraire, le changement de régime, de nourriture et de climat, la nostalgie, ce mal du pays si fréquent chez les auvergnats, les pyrénéens et les bretons, ce mal qui les atteint dans leurs souvenirs, dans leurs attachements les plus chers, une alimentation insuffisante, peu nutritive ou indigeste, l'usage des liqueurs fermentées, les variations atmosphériques, l'air froid et humide, l'altération de l'air respirable et les conditions de l'encombrement dans les casernes, dans les baraques de campement, dans les corps de garde, les salles de police, les prisons, dans quelques hôpitaux mêmes, les factions et les services de nuit, les neiges et les pluies fréquentes, le voisinage des fleuves ou des marais, les émanations miasmatiques, voilà tout autant de causes capables de développer la tuberculose ou le lymphatisme chez le jeune soldat et il suffira souvent d'une cause locale des plus banales pour produire l'éclosion des produits diathésiques.

Tantôt alors ce seront la fluxion et la carie dentaire, tantôt la stomatite et la salivation qui surviennent dans le traitement des accidents syphilitiques par les mercuriaux, l'amygdalite et l'angine auxquelles le jeune soldat est exposé par la nature des fonctions qu'il a à remplir, tantôt enfin des causes locales, telles que le passage de l'air à travers les lucarnes des guérites, le frottement d'un col d'uniforme trop dur sur le cou, l'ourlet grossier de la chemise ou la cravate trop rigide, enfin les chocs traumatiques qui résultent du maniement des armes et en particulier de la contusion chronique que produit le fusil sur la région sus-claviculaire droite pour donner naissance à ces adénites tuberculeuses.

Les causes de l'adénite tuberculeuse sont en réalité les mêmes que celle de la scrofuleuse et cela se comprend vu l'unicité dans ce cas des deux diathèses.

ANATOMIE PATHOLOGIQUE

Les lésions que l'on rencontre chez les tuberculeux atteints d'adénopathie sont de deux ordres : les lésions ganglionnaires et celles des autres organes. On comprendra facilement que lorsqu'on fait une autopsie de phthisique, ce qui frappe ce ne sont point ces ganglions hypertrophiés disséminés de ci de là, mais les cavernes pulmonaires, les adhérences pleurales, etc, nous n'examinerons que les lésions purement ganglionnaires, et, ici comme elles sont identiques en quelque point de l'organisme qu'on les prenne nous ne ferons pas ce que nous serons obligé de faire pour la symptomatologie des chapitres distincts.

Les glandes lymphatiques au début sont augmentées de volume et peuvent se présenter sous plusieurs formes, sous plusieurs états, tantôt elles sont lésées seulement d'un seul côté de la tête, l'autre n'a pas grand chose, ce phénomène est sous la dépendance de l'irrigation lymphatique dont nous avons précédemment parlé.

Le volume des ganglions varie ; tantôt ils sont de la grosseur d'un petit pois, tantôt d'une grosse noix et plus. Ces ganglions sont souvent agglomérés et il est difficile de les décoller, soudés qu'ils sont par les tractus de tissu fibreux nouveau qui s'est développé et organisé autour d'eux. Si on vient à les couper l'aspect n'est pas non plus toujours le même, parfois ils sont entièrement durs et nullement ramollis au centre, parfois au contraire il y a du pus contenu dans une coque assez dure. Il est des circonstances comme

nous le verrons où l'adénite subit la dégénérescence kystique, on voit alors que ce ganglion est formé à la périphérie
de tissu fibreux très condensé qui enserre un liquide séreux
ou séro-purulent : on voit dans certaines circonstances
deux ganglions accolés, ramollis à leur contact, et bientôt
l'intérieur ayant subi aussi la transformation purulente, ils
communiquent largement entr'eux.

Les tubercules des ganglions lymphatiques s'y présentent avec les mêmes aspects que dans les autres organes.
Ils peuvent se développer d'une façon isolée ou au contraire confluente. Ils n'ont pas pour leur développement de
lieu d'élection, et on les voit apparaître aussi bien dans le
système des follicules clos que le long des vaisseaux dans
le système caverneux.

Dans les phases du début de la tuberculisation ganglionnaire, il se fait une congestion assez vive autour des produits de nouvelle formation. Les vaisseaux, gorgés par le
sang, augmentent de calibre, les capillaires deviennent fle-
xueux et variqueux. Dans certains cas de tuberculose franchement aiguë, on observe une infiltration néoplasique des
follicules clos. Ceux-ci apparaissent d'un blanc opaque. A
un fort grossissement on constate que les petites masses
adénoïdes sont le siège d'une infiltration embryonnaire intense. Les éléments lymphoïdes sont plus serrés qu'à l'état
normal et ne paraissent pas aussi volumineux. En un point
central qui correspond souvent à la partie la plus saillante
du follicule les éléments embryonnaires perdent de leur co-
hésion, prennent un aspect granuleux, le stroma disparaît
et l'aspect rappelle celui d'un très petit abcès en train de se
former.

Au début il n'est pas toujours facile de reconnaître la présence des tubercules, car le tissu adénoïde normal ressemble beaucoup à celui des granulations tuberculeuses ; il ne s'en écarte à vrai dire que par les caractères un peu différents des éléments lymphoïdes (ou embryonnaires) qu'il renferme et par l'existence d'un stroma réticulé. Cependant la présence du réticulum n'est pas une raison absolue, car dans une variété particulière de tubercule qu'à cause de cela les histologistes allemands ont appelé tubercule cytogène ou réticulé, ce réticulum existe.

Si l'on fait une coupe du ganglion on aperçoit nettement sur certains points la granulation tuberculeuse. Elle se montre à l'œil nu d'un volume variant entre $1/20^{me}$ de millimètre et 3 millimètres de diamètre. Au début elle est dure, mais elle ne tarde pas à se ramollir, comme nous l'avons déjà dit, elle est entourée d'une zone rougeâtre vascularisée. Les éléments cellulaires qui entrent dans sa composition sont les suivants : cellules rondes très petites, cellules variées de forme bizarre dont quelques-unes ressemblent, tant par l'aspect que par la taille, aux cellules du carcinóme, mais ce qui se voit en plus grand nombre ce sont de très petites cellules mesurant de 4 μ à 9 μ. Sur une coupe fine voici l'arrangement de ces divers éléments : au milieu, une zone de prolifération granuleuse, cellules très petites contenant quelquefois quelques-uns de ces éléments que l'on appelle cellules géantes et qui ont quelque ressemblance avec les myéloplaxes, puis autonr des cellules plus grosses et enfin à la périphérie tout à fait des éléments fusiformes ressemblant à des cellules embryoplastiques.

Lorsqu'une de ces granulations tuberculeuses se trouve

sur le trajet d'un capillaire, il est oblitéré. Quelle est la marche ultérieure du processus qui aboutit à la disparition des vaisseaux ? Pour M. Cornil les parois vasculaires sont envahies par l'inflammation tuberculeuse et se confondent avec les éléments embryonnaires circonvoisins. Les globules blancs restent au milieu, entourés des cellules de l'endothélium vasculaire qui lui forme une sorte de couronne et c'est là, pour cet auteur, l'origine du développement des cellules géantes. Cette manière de voir n'est pas admise par tout le monde, et dans ces dernières années de nombreuses théories sont venues faire envisager sous des points de vue très différents la question des cellules géantes. Tandis que pour MM. Cornil et Thaon elles n'étaient autre chose que des oblitérations vasculaires, Brodowsky, Malassez en faisaient des corps angio-plastiques, rudiments de vaisseaux très analogues aux cellules vaso-formatives découvertes par M. Ranvier. Enfin Schuppel, Koster et plusieurs autres ont voulu y voir l'élément fondamental et primordial du tubercule, le noyau de formation de la granulation tuberculeuse.

Cornil et Ranvier (1) font de l'adénite scrofuleuse la variété caséeuse de l'adénite chronique. Voici ce que ces auteurs disent des tubercules des ganglions : « Lorsque l'on fait une coupe mince d'un ganglion, affecté de tubercule, et qu'on la traite avec le pinceau, il est impossible de dégager le stroma au niveau de chaque tubercule. Sur des ganglions tuberculeux, durcis dans l'acide picrique et colorés au picro-carminate d'ammoniaque, après l'action du pinceau, on trouve dans les couches périphériques du tubercule et

1. *Manuel d'histologie pathologique.*

parfois dans les points éloignés, de grandes cellnles plates contenant un grand nombre de noyaux. Ces cellules indiquées par Forster, et depuis par un grand nombre d'auteurs, ont été considérées comme des cellules mères. Ce sont bien évidemment les cellules épithéliales que nous avons décrites à propos de la structure normale et qui présentent une hypertrophie et une augmentation du nombre de leurs noyaux en rapport avec l'irritation. Dans les couches les plus centrales du nodule tuberculeux, le stroma réticulé disparaît, les cellules lymphatiques deviennent de plus en plus petites. Elles sont unies les unes aux autres par une substance intercellulaire nouvelle. Au centre les différentes parties constitutives sont dissociées et ont été chassées en parties par le pinceau qui laisse là une perte de substance.

Ces lésions sont celles que l'on rencontre, soit au début de l'adénite, soit à un état peu avancé, elles pouvaient être caractéristiques de la tuberculose, mais rapidement celle-ci perd ces caractères et à la place de ces altérations se montre l'état caséeux. Nous ne le décrirons pas, c'est celui que l'on rencontre dans les poumons, et qui est caractérisé par des accumulations d'éléments qui ont subi la dégénérescence granulo-graisseuse et qui commencent à se ramollir au centre, et à former une masse puriforme. Tout autour, et surtout à la périphérie du ganglion, on aperçoit du tissu conjonctif en quantité très considérable, et dont les travées sont serrées. Nous laisserons de côté aussi la description des trajets fistuleux qui s'établissent entre la peau et le ganglion et dont les parois sont tapissées d'épithélium, ainsi que cela a été démontré dans les travaux récents, entr'autres ceux de M. Liouville.

Quelles sont les lésions des ganglions dits scrofuleux ? Ce sont celles de la deuxième période de la tuberculose, elles sont identiques; ce que l'on ne voit pas, ce sont simplement les éléments de la granulation grise.

Aussi, lorsque les auteurs ont tenté d'établir un diagnostic différentiel, le plus souvent ils ont été embarrassés et ce n'est guère sur l'anatomie pathologique, mais sur la clinique, qu'ils se fondent pour cela. Or nous avons dit sur quelle base repose ce nouveau diagnostic.

SYMPTOMATOLOGIE

Les symptômes des adénites scrofuleuses et tuberculeuses peuvent être groupés sous un certain nombre d'espèces, tels que phénomène de compression, phénomène d'inflammation, etc., mais, comme en clinique, il faut tenir compte non pas seulement des systèmes affectés, mais aussi des rapports pathologiques, nous nous trouvons ici et pour éviter des répétitions, obligés de diviser les symptômes par lesquels se révèle cette affection et de décrire à part : l'adénite cervicale, l'adénite thoracique, l'abdominale, l'axillaire, l'inguinale, la poplitée.

Adénite sus-thoracique. — L'adénite sus-thoracique, et nous sous-entendons sous cette simple dénomination l'adénite scrofuleuse et tuberculeuse, est une des manifestations les plus fréquentes de la strume. Sous l'influence d'une cause qui varie, on voit un ganglion, quelquefois plusieurs se gonfler. Au début, alors qu'on peut les sentir rouler comme de petites masses ovales du volume d'un pois sous les doigts, on ne voit pas encore de saillie ; ces ganglions, qui vont gonfler et devenir apparents, occupent plusieurs sièges : on peut les voir à la nuque, dans les régions parotidiennes, sous-maxillaire, sus-claviculaire sus et sous hyoïdienne, sterno-mastoïdienne.

Examinons les symptômes généraux communs à toutes ces adénites et nous examinerons ensuite dans quelques observations les symptômes propres à chacune de ces régions.

Comme nous l'avons dit, le gonflement et la douleur sont deux symptômes qui attirent l'attention tout d'abord.

Le gonflement est variable, au début les ganglions acquièrent le volume d'une tête d'épingle. On sent un corps ovoïde qui glisse sous les doigts et se déplace assez facilement, tant que le tissu conjonctif environnant n'est pas envahi. Ce ganglion, souvent unique au début, ne le reste pas longtemps, les ganglions irrigués par le même système lymphatique se prennent en général de proche en proche et dans une direction sur laquelle on n'a pas assez insisté, nous voulons dire le courant de la lymphe.

Le volume de ces adénites est variable ; borné parfois à celui d'une amande, elles acquièrent souvent en se réunissant des volumes beaucoup plus considérables, on en a vu atteindre les dimensions du poing ; on le devine aisément, c'est surtout dans ces conditions que les phénomènes de compression se déclarent. Il est rare que ces gonflements soient unilatéraux, assez fréquemment et même presque toujours ils envahissent les deux côtés du corps dans les points symétriques.

La douleur n'est pas en général très forte au début, et elle n'est alors éveillée que par la pression ou les mouvements. Une cause de douleur qui n'a pas été signalée, c'est l'action du froid, on voit certains de ces gens adéniques ressentir des douleurs plus ou moins aiguës, lorsqu'ils passent d'un endroit tempéré dans un milieu froid. Si l'inflammation prend dès l'abord un caractère aigu elle est spontanée, contusive et pongitive.

La chaleur locale peut avoir augmenté avant que l'inflammation ait franchi les limites du ganglion et cette tem-

pérature a pu être très nettement constatée par la thermo-
métrie locale. En certains endroits, comme au cou par
exemple, l'inflammation adéno-phlegmoneuse gagne les
couches musculeuses sous-jacentes et est la cause de cram-
pes passagères et de phénomènes de contraction anormale.

Ces ganglions se développent assez souvent d'une façon
colossale et peuvent donner lieu à des *phénomènes de compression* que nous ne pouvons que signaler, et que nous
préciserons davantage à propos des localisations de l'adénite.

Ces ganglions peuvent rester longtemps hypertrophiés et
indolents formant, une tumeur circonscrite, ovoïde ou iné-
gale, non adhérente à la peau, comme dans l'adénite chronique, cet état peut persister assez longtemps.

Plus tard, à un moment plus ou moins éloigné, surviennent les symptômes d'une inflammation ganglionnaire ; les
divers ganglions indurés se réunissent et forment une masse
plus ou moins volumineuse adhérente aux téguments.

Enfin la tumeur peut suppurer, elle devient fluctuante
par places ou en totalité. La peau devient rouge, la peau
s'ulcère et un pus mêlé de grumeaux, pus séreux, s'écoule
à l'extérieur. Il en résulte des ulcérations plus ou moins
étendues, des trajets fistuleux multiples, des fongosités dont
la guérison est souvent difficile.

Lorsque la transformation fibreuse ou calcaire survient,
les phénomènes inflammatoires ne se montrent pas et la
tumeur resté indolente, mobile, ferme, et même par places,
elle a une consistance pierreuse.

La marche est en général assez lente, cependant la suppuration peut se produire assez rapidement. Par suite des

anastomoses qui existent entre les lymphatiques d'une même région, il s'en suit qu'à côté du ganglion enflammé un certain nombre d'autres se prennent et forment tout autour une pléiade, mais il arrive quelquefois qu'une partie du pus ganglionnaire est transporté par les lymphatiques, et arrêté dans d'autres ganglions, y provoque une inflammation suppurative.

Passons en revue maintenant les symptômes par lesquels se révèlent les principales localisations scrofulo-tuberculeuses des ganglions.

ADÉNOPATHIE SUS-THORACIQUE

Nous comprenons sous ce titre tous les engorgements du cou, de la région parotidienne et sous-maxillaire ainsi que ceux de la nuque.

Disons tout d'abord que cette dernière forme est la plus rare et qu'il y a une sorte d'opposition entre la syphilis et la scrofule, la première affectionnant cette région, tandis que pour la seconde, ce sont surtout les régions latérales qui se prennent.

Adénopathie parotidienne. — D'une fréquence relativement assez grande elle se voit aussi bien chez les adultes que chez les enfants. Tout d'abord c'est une simple saillie avec œdème inflammatoire tout autour, puis cette tuméfaction augmentant, la figure asymétrique prend un aspect bizarre. On pourrait croire le malade atteint d'oreillons ou de parotidite, et cet aspect grotesque augmente lorsque ce sont les deux côtés qui sont pris. Le danger de ces adénites existe, lorsque le pus après avoir ulcéré la partie interne de l'aponévrose parotidienne, fuse le long des vaisseaux, (carotide interne et veine jugulaire interne, dans cet espace que M. Tillaux a appelé maxillo-pharyngien). Des fistules peuvent rester à la suite des suppurations qui ont en partie détruit la glande. Nous croyons bien qu'on en ait signalé des cas, mais il est rare de voir l'ulcération des gros vaisseaux; car elle s'organise assez aisément et surtout dans les adénites qui n'arrivent qu'après un long temps à la suppuration du tissu fibreux qui forme pour les organes environnants une sorte de rempart. Nous reproduisons ici une observation qui nous a été communiquée par M. Duchatelet, externe des hôpitaux, et dans laquelle sont rapportés des faits de compression.

OBSERVATION I

Adénopathies parotidiennes, compression du nerf facial,
suppuration, trajets fistuleux.

Al..., Désiré, âgé de 22 ans, entre le 17 mai 1877, à l'hôpital Saint-Sauveur, salle Saint-Jean, lit n° 9, service de M. le professeur Parise. Ce jeune homme est tisserand de son état, il n'a pas connu ses parents : son père mort d'accidents, avait des habitudes alcooliques fort invétérées, quant à sa mère elle serait morte de péritonite, suite de couches. Elevé par les uns et par les autres il n'a jamais été bien nourri et a été forcé de travailler de bonne heure. De là, chez lui, dès sa plus grande enfance, les manifestations du tempérament lymphatique. Il aurait eu vers l'âge de deux ans de la gourme à la tête, gourme qu'on lui aurait laissée très longtemps non traitée de peur d'une métastasé sur les yeux. A ce moment là, il y a une première poussée d'adénite qui a fait suppurer quelques ganglions au cou et dont il porte encore les traces indélébiles. A partir de cette époque, jusqu'au moment où il nous est donné d'observer le malade, aucun phénomène nouveau morbide ne s'est produit. Il a eu seulement un peu de bronchite à l'âge de seize ans.

Etat actuel. — A son entrée à l'hôpital nous trouvons le malade dans l'état suivant : la région parotidienne gauche est tuméfiée, on distingue un empâtement vague, mais il est impossible de sentir la saillie formée par chaque ganglion enflammé. Le teint de cet individu est mat et pâle ; il est considérablement amaigri, néanmoins, malgré une respiration légèrement rude au sommet, il est impossible de trouver trace de tuberculose pulmonaire.

19 mai. — Les phénomènes inflammatoires, malgré un émétique et de l'iodure de potassium, ne se sont pas calmés et le malade lui-même s'aperçoit qu'il contracte plus difficilement les muscles de la face d'un côté, en effet les rides du front, quoique peu marquées, sont diminuées du côté gauche, en même temps la commissure labiale du même côté est un peu abaissée, mais le malade néanmoins peut souffler et siffler.

28 mai. — Les phénomènes inflammatoires ont abouti à la production de pus. La parésie faciale existe toujours, néanmoins elle n'a pas augmenté ; on sent la fluctuation qui est assez surperficielle.

3 juin. — Après être devenu tout à fait superficiel et avoir donné au malade quelques douleurs plus vives, le pus s'est fait jour au dehors en donnant lieu à une ulcération taillée à pic et dont les bords sont décollés.

25 juin. — Malgré les injections de teinture d'iode que l'on a faites dans le trajet fistuleux, celui-ci ne se referme pas et il en sort toujours une sérosité jaunâtre contenant des globules de pus ; cette fistule siège en arrière de la branche montante du maxillaire inférieur à la réunion de son tiers supérieur environ, avec ses deux tiers inférieurs.

Ce n'est que quatre mois après que cette fistule vint à se tarir ; et des poussées aiguës survinrent aux alentours, de temps en temps, toutes les fois que la fistule se fermait des traînées de lymphangite se montraient passagèrement.

A sa sortie de l'hôpital, on ne voit plus qu'une cicatrice formant une légère saillie avec brides autour.

Adénite cervicale. — L'adénite cervicale, comprenant celle qui envahit le restant des ganglions, peut occuper plusieurs sièges, nous avons déjà parlé tout à l'heure de celle de la nuque, nous n'insisterons pas ; il nous reste à parler des autres variétés. Elle peut occuper quatre régions principales : la région sous-maxillaire, la région sus et sous-hyoïdienne, la région sus-claviculaire et la sterno-mastoïdienne. Les adénopathies sous-maxillaires peuvent être primitivement tuberculeuses, mais on voit aussi cette forme d'inflammation être consécutive à une lésion tuberculeuse de la bouche.

Les lésions des glandes de la région sus-hyoïdienne sont, elles aussi, rarement primitives, on sait que les deux ou trois ganglions qui se trouvent là sont ceux de la lèvre inférieure et du menton ; les vraies adénopathies cervicales sont celles des régions sus-claviculaires et sterno-mastoïdiennes.

Les symptômes de la première variété sont : le gonflement et la douleur qui débutent presque en même temps, puis la saillie se manifeste, saillie que cherchent à cacher les malades en la protégeant par des cravates ou des cols qui ne font qu'augmenter l'inflammation et hâter la suppuration.

Bientôt le gonflement qui a commencé par un ganglion se transmet aux ganglions environnants de telle sorte que non-seulement un côté du cou, mais les deux se prennent ; en même temps que cette augmentation de volume s'effectue, il y a des phénomènes d'excitation nerveuse d'où des irradiations douloureuses qui se produisent sous l'influence de la moindre compression, d'un mouvement, ou lorsque de l'eau froide est en contact avec cet endroit.

Ces ganglions, comme nous l'avons vu, peuvent rester ainsi augmentés de volume pendant un temps très long, mais en général à un moment donné, ils suppurent sous l'influence du moindre traumatisme.

Quant aux adénopathies sterno-mastoïdiennes elles donnent lieu à certains symptômes qui se devinent d'eux-mêmes. Entr'autres, nous avons le torticolis produit par l'irritation musculaire, torticolis passager à moins que le muscle ne soit altéré dans sa structure.

Voici une observation d'adénopathie tuberculeuse du cou.

OBSERVATION II

Recueillie par M. le Dr Sevestre, alors interne du service. — Pièce présentée à la Société anatomique le 28 juin 1872. — Tubercules des ganglions du cou, consécutifs à des tubercules de l'amygdale. — Généralisation tuberculeuse rapide.

Un homme de 35 ans est entré, le 29 mai, à l'hôpital Lariboisière, dans le service de M. Jaccoud. Il se plaignait d'un mal de gorge dont il faisait remonter le début au commencement d'avril. A cette époque, sans cause appréciable, il avait ressenti dans la région pharyngée une douleur qui, depuis lors, avait été toujours en augmentant : cette douleur surtout intense pendant la déglutition avait depuis quelque temps rendu l'alimentation presque impossible.

En examinant le fond de la gorge, on pouvait constater la présence d'une ulcération fongueuse, végétante, un peu grisâtre par place, occupant la région de l'amygdale gauche et le pilier gauche du voile du palais. Le doigt introduit dans la bouche arrivait à peine sur l'ulcération elle-même, à cause des efforts de vomissements que provoquait l'exploration ; il paraît cependant que la base de la langue était un peu indurée. De plus, en examinant le cou, on remarque que les ganglions supérieurs du côté gauche sont volumineux et indurés. Il y avait aussi un gros ganglion sus-claviculaire du même côté. Le diagnostic porté fut : cancer (probablement épithelioma) de l'amygdale ayant envahi consécutivement les piliers du voile du palais. Rien du reste dans les antécédents du malade ne venait infirmer ou confirmer ce diagnostic. Il disait s'être toujours bien porté jusqu'alors, et ne savait rien de précis sur ses antécédents héréditaires. L'examen des autres organes ne révélait non plus aucune autre lésion. L'examen du pou-

mon en particulier, qui fut répété plusieurs fois avec soin, spéciale-
ment à cause de l'existence de ganglions sus-claviculaires, fut toujours
négatif.

Puis l'ulcération restant à peu près stationnaire, se creusant seulement un peu plus (car au moment de l'entrée il y avait un peu de
saillie de l'amygdale), les ganglions du cou qui n'avaient pas encore
été tuméfiés, le devinrent à leur tour ; quelques-uns du côté droit se
prirent aussi et le malade mourut, autant par épuisement que par le
fait d'une bronchite développée dans les derniers jours. Du moins,
c'est ainsi que l'on expliqua la mort avant l'autopsie. Depuis quelques jours, en effet, la respiration était plus gênée et l'on trouvait quelques râles, peu nombreux d'ailleurs, disséminés dans la poitrine.

A l'autopsie, voici ce que l'on trouva : une ulcération irrégulière
ayant détruit l'amygdale et s'étendant depuis la luette qui est indurée
et à sa base légèrement entamée, jusqu'au larynx. Cette ulcération
qui se prolonge de ce côté sur le ligament aryténo-épiglottique ne s'é-
tend cependant que très peu dans le larynx lui-même : les cordes vocales
sont absolument saines. L'épiglotte est tuméfiée, rouge, couverte de
volumineuses saillies glandulaires sur sa face laryngée ; à sa face antérieure on voit le cartilage mis à nu par l'ulcération. La base de la
langue est elle-même, dans une petite étendue, le siége d'une ulcération peu profonde, un peu granuleuse, qui semble avoir mis à nu les
glandes de cette région ; du reste au voisinage de l'ulcération sur la
base de la langue, comme sur le voile du palais, les glandes sont augmentées de volume. Les ganglions du cou étaient les uns et surtout
les ganglions supérieurs gauches, complètement désorganisés et rem-
plis de pus caséeux assez épais, les autres seulement indurés.
Les ganglions thoraciques étaient sains ainsi que ceux des autres parties
du corps. Quant aux poumons, ils présentaient des granulations tuberculeuses assez récentes (quelques-unes seulement caséeuses) dissémi-
nées en grand nombre dans toute leur étendue. On trouvait aussi des
granulations, ou plutôt de petits points opaques aplatis en forme de
lentille sur la surface viscérale de la plèvre. Il n'y avait aucune autre
lésion et en particulier rien dans l'intestin.

Syphilis et tuberculose ganglionnaire. — Comme nous l'avons déjà dit, ce qui nous a donné l'idée première de ce travail, ce sont deux faits que nous avons eu l'occasion d'observer dans le service de M. le professeur Laboulbène et où il y avait à la fois mélange ou combinaison, comme l'on voudra, de syphilis et de tuberculose et ou un certain nombre de phénomènes sortaient de l'ordinaire.

Cette réunion des deux diathèses n'a pas été jusqu'à ce jour bien étudiée dans ses effets ; M. Fournier en parle incidemment dans son *Trraité de la syphilis* ; voici ses propres expressions : « La dégénérescence strumeuse des glandes affectées par le bubon syphilitique est loin d'être rare : elle s'observe non-seulement chez les sujets manifestement scrofuleux mais chez les individus à tempérament lymphatique, à constitution affaiblie, à tendance scrofuleuse latente. Lorsqu'elle se produit, le bubon spécifique perd ses caractères pour prendre ceux de l'engorgement strumeux. Les ganglions augmentent de volume, ils se réunissent, ils se soudent les uns aux autres, deviennent cohérents, de façon à ne plus constituer qu'une seule masse, de plus ils contractent adhérence avec le tissu cellulaire périphérique et même avec la peau qui devient immobile à la surface ; la dureté spécifique fait place à un empâtement diffus ; plus tard la tumeur devient mollasse, fongueuse, se ramollit et suppure en suivant l'évolution propre aux engorgements ganglionnaires de la scrofule, ce bubon syphilo-strumeux peut se produire sur tous les ganglions mais il a plus de tendance à se développer à l'aine que partout ailleurs. »

Rapportons nos deux observations et nous verrons en

même temps que les faits qui sont rapportés, l'interprétation qu'on peut donner à certains symptômes.

OBSERVATION III (personnelle).

Reg... Ernestine, fille publique, entre le 23 avril 1881 à l'hôpital de la Charité, salle Sainte-Marthe, lit n° 7, service de M. le professeur Laboulbène.

Cette fille est enfant naturelle, elle n'a jamais connu son père, la mère serait morte il y a sept ans de tuberculose pulmonaire. Pour elle, elle a déjà eu une fluxion de poitrine et deux pleurésies il y a trois ans. Agée de 27 ans, elle a été réglée à 14 et toujours régulièrement. Les règles seulement avançaient toutes les fois. Il y a un an et demi elle contracte la syphilis et en même temps elle devient enceinte, elle entre vers le sixième mois de sa grossesse une première fois dans le service de M. Laboulbène pour des accidents vénériens secondaires qui ont un certain caractère de gravité ; elle en sort pour aller dans celui de M. Bernutz où elle accouche d'un enfant, chez lequel se manifestent au bout de six semaines des accidents syphilitiques qui l'emportèrent.

A partir de ce moment et presque guérie de ses accidents cutanés, et muqueux, cette fille reprend ses occupations premières, mais voici que dans l'hiver de 1880-81, elle contracte un rhume, rhume qui, dit-elle, est devenu bronchite chronique. Elle est prise deux mois après d'une hémoptysie assez violente, pour laquelle elle garde du repos pendant une huitaine de jours, puis elle continue de nouveau sa profession. Enfin comme sa toux ne cesse pas, que ses forces s'en vont et qu'elle maigrit elle se décide enfin à entrer à l'hôpital, c'est là que nous avons à l'examiner.

Nous trouvons une femme pâle, épuisée, et dont la voix enrouée, indique une laryngite tuberculeuse. Ce qui frappe chez elle c'est la fréquence de ganglions cervicaux des deux côtés du cou, mais surtout prédominant à gauche.

Cette malade a une diarrhée assez abondante et tous les soirs à la même heure elle a des accès de fièvre hectique. En même temps si l'on examine ses différents systèmes, voici les symptômes que l'on constate : la langue est sale, l'appétit est très capricieux, du côté du cœur il n'y a rien pas plus que du côté du système nerveux, si ce n'est de l'insomnie et un caractère très irritable. C'est surtout du côté du système pulmonaire que les phénomènes sont les plus accentués : des deux côtés, dans les deux tiers supérieurs de la poitrine, on trouve des râles caverneux de volume différent, ainsi que des râles sibilants. La matité est surtout développée du côté gauche et plus en avant qu'en arrière. Au sommet, du même côté, on trouve à l'auscultation de la voix de la pectoriloquie en un endroit très localisé. Traitement : Julep diacode, 4 granules d'acide arsénieux, tisane pectorale.

Environ quinze jours après son entrée, les glandes du cou prennent un développement anormal à gauche, il y en a qui prennent le volume d'un œuf de pigeon, ces adénites s'agminent et prennent un développement exagéré. L'idée vient alors, en l'absence de toute suppuration, que l'on a affaire à une leucocytémie ou à une adénie, c'est l'examen du sang qui tranchera la difficulté. Le sang est examiné par M. Bellangé, interne du service, qui trouve que les globules blancs ont pris la proportion de 1 sur 50 vis-à-vis des globules rouges ; on ne peut donc pas dire qu'il y ait leucocytémie, il y a simplement leucocytose. Quelques jours après, le nombre constaté est le même. Ces ganglions ne diminuent pas, il est très probable que ceux du médiastin se prennent, car la malade a des accès de toux coqueluchoïde qui sont accompagnés de vomissements. M. Laboulbène lui prescrit alors de l'iodure de potassium, mais ce médicament n'agit naturellement, du sirop de Gibert lui est alors ordonné, qui n'a non plus aucune action bienfaisante et même a une action très mauvaise.

Après être restée deux mois s'affaiblissant toujours, cette malade meurt et à l'autopsie voici ce que l'on trouve :

Autopsie. — On voit dans les deux poumons et dans leur presque totalité des lésions tuberculeuses à tous les états.

Le cœur est normal, mais il y a au niveau du pédicule pulmonaire des ganglions bronchiques très développés, dont plusieurs accolés aux récurrents doivent le comprimer et devaient sans nul doute donner lieu aux phénomènes coqueluchoïdes dont nous avons parlé et dont MM. Guéneau de Mussy et Baréty ont les premiers signalé les rapports. L'intestin est parsemé d'ulcérations dont quelques unes ont une forme circulaire.

Observation IV

H..., Guiseppe, âgé de 22 ans, entre le 19 mai à l'hôpital de la Charité, salle Saint-Michel, lit n° 14, service de M. le professeur Laboulbène.

Ce malade est un italien, âgé de 22 ans : on ne peut avoir de grands renseignements sur lui, car il s'exprime très mal en français, aussi est-ce surtout un examen vétérinaire que nous sommes obligé de pratiquer.

Tout ce qu'on peut tirer de lui, c'est qu'il tousse depuis six mois, et qu'il a eu la syphilis il y a un an environ. C'est au Midi, dans le service de M. Mauriac qu'il aurait été soigné.

Il est inutile de chercher les antécédents de ce malade, il ne comprend pour ainsi dire pas un mot de français, et est d'une intelligence très bornée.

Ce malade nous présente à l'auscultation les phénomènes cavitaires les plus évidents, ses crachats sont nummulaires. On ne peut savoir s'il a eu des hémoptysies. Les ganglions lymphatiques sont engorgés au cou, c'est ce que l'on constate le jour de son entrée.

Quelques jours après, ses ganglions cervicaux se sont mis à gonfler et l'on a pu croire pour lui aussi que l'on avait affaire à une leucocytémie ganglionnaire compliquée de tuberculose. L'examen du sang pratiqué encore par M. Bellangé a donné comme proportion de globules blancs sur les rouges, un contre quatre-vingts, ce qui est encore de la leucocytose. Ce malade existe encore à la Charité il a de plus quelques ganglions inguinaux et axillaires (1).

1. Au moment de mettre sous presse nous apprenons que ce malade vient de mourir.

En présence de ces faits, qu'il nous soit permis d'émettre quelques réflexions. Et tout d'abord est-ce de la tuberculose ganglionnaire ? Cela est évident ; car nous ne sachions pas que la syphilis puisse produire des adénites aussi considérables, et cela fût-il, que par suite de la tuberculisation pulmonaire nous y verrions tout de même une manifestation de cette même diathèse. Un second phénomène qui nous frappe c'est que ces deux malades étaient, bien qu'ils n'eussent plus de manifestation cutanée, en état de ce que nous appellerons en puissance de seconde période. Nous avons eu l'occasion bien souvent, pour l'avoir recherché, de trouver des malades en état de ce que nous appellerons de puissance de troisième période, aucun ne nous a montré ces phénomènes, cela nous semble indiquer que c'est surtout au moment où ils peuvent être influencés par la syphilis qui est en quelque sorte toute puissante sur eux, à ce moment là, qu'ils peuvent aussi recevoir le contre-coup de la tuberculose qui vient ajouter son action.

Nous avons recherché si, dans la tuberculose seule, la leucocytose était aussi exagérée, nous ne l'avons pas trouvée à ce point. La suppuration ne s'est pas produite dans les deux faits que nous avons observés, mais nous ne voudrions pas néanmoins nier toute production de pus, toute suppuration du ganglion. Ce n'est pas un phénomène propre à un sexe exclusivement ; enfin cette tuberculose ganglionnaire n'est pas sous la dépendance d'une tuberculisation laryngée ou pharyngée dans tous les cas, puisque si, dans un cas, nous avions des ulcérations laryngées, dans l'autre elles n'existent pas encore. La survenance de

cette complication entraîne un pronostic grave et peut-être
la mort à courte échéance.

Troubles laryngés. — Dans le cours de la tuberculose
et même de la syphilis secondaire, M. le Dr Gouguenheim,
dans les très intéressantes leçons qu'il a faites sur la laryn-
gologie à l'hôpital de Lourcine cette année, a fait remarquer qu'il existait certaines variétés d'aphonie brusques
dans leur début, ne succédant pas à des troubles bien pro-
noncés de la phonation ; à l'examen laryngoscopique, on
n'était pas peu surpris de constater des altérations insigni-
fiantes de la muqueuse laryngienne, coïncidant avec une
parésie incontestable des cordes vocales. Ces cordes ne
pouvaient s'écarter au-delà d'un certain point, et encore
moins se rapprocher. Il y avait donc faiblesse de tous les
muscles en général, abducteurs et adducteurs. Ces états
s'amélioraient aisément sous l'influence de l'électricité fara-
dique. Ces aphonies, constatées depuis longtemps par différents spécialistes, avaient été considérées comme d'origine
nerveuse ; dans certains cas même, on avait attribué ces
phénomènes à une compression produite sur les récurrents, dans le médiastin. M. Gouguenheim croit actuellement
qu'il ne faut pas chercher aussi loin la cause de ces aphonies, il existe à la jonction du larynx, de la trachée et de
l'œsophage, de très petits ganglions susceptibles, sous l'influence d'une des diathèses précitées, d'acquérir un volume
assez considérable, celui d'une petite noisette, et de comprimer le récurrent voisin. Cette hypothèse s'est trouvée
vérifiée et suscitée par l'autopsie d'une femme tuberculeuse
ayant présenté pendant la vie une sténose glottique exces-
sive qui avait nécessité la trachéotomie. Cette femme avait

eu la syphilis, et à l'examen laryngoscopique la sténose était si prononcée, qu'il semblait y avoir accolements ou adhérences ; l'autopsie en montrant l'existence de ganglions hypertrophiés et caséeux révéla la cause de ces accidents. Il est vrai qu'ici, au lieu de la parésie décrite plus haut, il y avait contracture permanente des muscles du larynx, probablement par suite d'une irritation produite par ces adénites.

Depuis, M. Gouguenheim recherche avec une grande attention l'existence de ces ganglions, et il lui est arrivé quelquefois de sentir chez des sujets un peu maigres quelques petits ganglions à l'endroit indiqué.

Adénopathie, scrofule tuberculeuse du médiastin. — Appelée aussi tuberculose des ganglions bronchiques ou phthisie bronchique, cette affection ne présente pas des phénomènes nets pour le diagnostic ; comme le fait remarquer Grisolle et ainsi que cela résulte de la lecture de Rilliet et Barthez, il n'y a aucun signe spécial qui caractérise cette affection. Ce sont surtout des phénomènes de compression qui sont produits ; tantôt la compression du pneumo-gastrique altère le timbre de la toux et de la voix, elle produit des accès d'asthme et des quintes de toux semblables à celles que l'on observe dans la coqueluche. Lorsque le nerf récurrent est englobé il y a des symptômes qui simulent l'œdème de la glotte, la respiration rude, l'expiration soufflée par suite de la transmission plus directe des bruits qui se passent au niveau des bronches. Lorsque ces ganglions viennent à suppurer, ils peuvent s'ouvrir dans des organes voisins. La communication avec un vaisseau donne lieu à une hémorrhagie foudroyante, celle qui s'établit avec l'œsophage rend la déglutition difficile, et provoque des quintes de toux. Lorsque le poumon est perforé c'est un pneumo-thorax qui se produit.

Il est extrêmement difficile de reconnaître la tuberculose bronchique. « Les seuls signes, dit Grisolle, qui offrent quelque valeur sont ceux qui indiquent une compression des organes pectoraux. En effet lorsqu'un enfant de trois à quatre ans, qui tousse, qui maigrit, qui a de la fièvre, de la diarrhée et des sueurs nocturnes, présente des signes de compression du côté de la veine-cave, de l'œsophage, de la trachée ou des bronches, on devra presque à coup sûr diagnostiquer une dégénérescence tuberculeuse des ganglions bronchiques. On arrivera à ce diagnostic par voie d'exclusion, car si chez un adulte de pareils accidents dépendent presque toujours d'une tumeur anévrysmale de l'aorte, ou d'une tumeur squirrheuse des médiastins, il n'en est pas de même de l'enfant et des jeunes gens, chez lesquels les anévrysmes aortiques sont à peu près inconnus, et qui par contre sont très sujets à la tuberculisation des ganglions bronchiques. M. Guéneau de Mussy et M. Baréty, son élève, se sont dans ces dernières années attachés à démontrer qu'il était cliniquement facile de diagnostiquer des masses ganglionnaires dans le médiastin d'une part, par la présence de la toux coqueluchoïde, d'autre part par la présence de la matité dans une région localisée à la quatrième vertèbre dorsale en arrière du tronc. Nous ne croyons pas que ces symptômes aient toute la valeur qu'on leur a attribuée, nous ne contestons pas le mérite de les avoir signalés.

Voici deux observations de tuberculose bronchique.

Observation V

Par MM. Poyet et Baréty (avec autopsie)

Adénopathie trachéo-bronchique tuberculeuse diagnostiquée pendant la vie. Lésions avancées des poumons. — Perte de la voix. — Intégrité complète du larynx. — Adhérences complètes des pneumogastriques et des récurrents avec les masses ganglionnaires dont quelques-unes compriment et déforment la trachée et les bronches.

Le 31 mars 1874, le nommé Keller (Charles), journalier, âgé de 19 ans, entre à l'Hôtel-Dieu dans le service de M. le docteur Oulmont. Il est malade depuis deux mois environ; depuis ce temps il tousse et a maigri assez notablement. A l'auscultation, on trouve une respiration un peu rude aux deux sommets et des râles sous-crépitants nombreux aux deux bases des poumons, en arrière. Sentiment de courbature générale, fièvre assez prononcée, inappétence.

Le 17 avril. — Sous l'influence d'un traitement tonique et de vésicatoires à la base de la poitrine, amélioration marquée.

Le malade part à Vincennes.

Il entre de nouveau à l'hôpital le 15 mai. Il nous raconte alors que la veille, il a eu une attaque de dyspnée très violente, pendant laquelle il est devenu bleuâtre.

Il accuse des sueurs nocturnes, de la fièvre, revenant tous les soirs, et des accès de toux très pénibles. La voix n'a subi aucun changement.

A l'examen de la poitrine, nous la trouvons globuleuse, comme celle d'un emphysémateux. Les creux sus et sous claviculaires ont disparu.

A la percussion on éprouve une résistance légère sous le doigt, du côté gauche, et une submatité assez marquée.

Rien d'appréciable du côté droit.

A l'auscultation, inspiration rude, expiration prolongée.

Râles sous-crépitants très nombreux dans toute la hauteur du poumon gauche et à la base du poumon droit.

Pas d'expectoration.

Le ventre est légèrement ballonné, pas de diarrhée, appétit nul.

Rien d'appréciable au cœur.

Le diagnostic de phthisie aiguë est porté.

Pendant plusieurs jours, l'état du malade parut s'améliorer, bien que tous les symptômes décrits plus haut se fussent accentués. C'est alors que survinrent de nouvelles attaques de dyspnée qui, les premiers jours, ne se renouvelèrent qu'à des intervalles assez éloignés. Le ballonnement du ventre alla progressivement en augmentant, sans douleurs du reste, et on put constater une légère ascite. Pas d'albumine dans les urines.

Le 21 mai. — Les jambes commencèrent à enfler, la face devint pâle et bouffie, et une diarrhée s'établit qui ne put être arrêtée. La dyspnée qui n'apparaissait que sous forme d'attaques devint permanente.

Le 25. — Le malade est pris d'une aphonie presque complète. La dyspnée était tellement intense que je n'osai pratiquer l'examen laryngoscopique. En présence de ce nouveau symptôme, survenu subitement, je pensai à la compression possible des récurrents par des tumeurs ganglionnaires. On pratiqua de nouveau la percussion et on trouva alors une matité assez considérable en avant, limitée au manubrium sternal. En arrière, matité presque complète au niveau des premières vertèbres dorsales. En ce point, à l'auscultation, expiration très rude et prolongée. Sous l'influence de l'iodure de potassium prescrit au malade, il se produisit une légère amélioration. La voix revint au bout de deux jours, mais elle n'avait plus le même timbre, elle était rauque.

La dyspnée parut s'apaiser un peu, mais elle revint par accès, ainsi que cela se passait dès le début de la maladie. Ces accès se rapprochèrent de plus en plus tout en devenant intenses. Ce malade ne pouvait plus demeurer dans son lit. Le 3 juin il mourut asphyxié pendant un de ces accès.

Autopsie le 5 juin 1874.

Hypertrophie et caséification jaune pâle, rénitente, des ganglions cervicaux (sous-maxillaires, cervicaux latéraux, sus-claviculaires) *in-*

tra-thoraciques, intra-abdominaux ; légère hypertrophie avec induration des ganglions axillaires et inguinaux.

Cavité thoracique. — Infiltration granuleuse des deux poumons avec noyaux caséeux ; cavernules et légère induration des sommets, surtout du côté gauche. Adhérences des deux plèvres, de chaque côté. Adhérence du poumon avec le péricarde. Adhérence générale et absolue du péricarde à la paroi du cœur.

Compression manifeste de la trachée à sa partie inférieure, mais surtout au niveau de son éperon, converti en dos de selle, et des grosses bronches, surtout de la gauche, qui se trouve comme aplatie.

Adhérence avec épaississement et vascularisation sur tout leur parcours intra et extra-thoracique des nerfs pneumogastriques et récurrents.

Intégrité absolue du larynx.

Légère rougeur de la muqueuse trachéo-bronchique.

Cavité abdominale. — Les ganglions mésenteriques forment le long de la colonne vertébrale une énorme masse qui comprime les vaisseaux.

Rate. — Contenant de nombreux tubercules jaunes pyriformes. Masse ganglionnaire de l'angle du maxillaire à gauche, du volume d'un petit œuf de poule.

Masse ganglionnaire sus-claviculaire de même volume.

Masse ganglionnaire prétrachéo-bronchique du côté droit du volume d'un œuf de poule.

Masse ganglionnaire intertrachéo-bronchique de même dimension.

OBSERVATION VI

(Avec autopsie), communiquée par notre collègue et ami le Dr Joseph
Renaut (1).

Tuberculisation des ganglions bronchiques (forme caséeuse). — Rétrécissement aortique (par compression). — Hypertrophie cardiaque. — Mort
par granulie, après de nombreux accès d'asystolie.

Dans le courant du printemps de 1872, un jeune homme de 17 ans,
de constitution lymphatique, entra dans le service de M. A. Fauvel
(Hôtel-Dieu).

Depuis longtemps ce jeune homme souffrait de palpitations fréquentes ; dans le courant de l'hiver il s'était enrhumé et toussait très
souvent. Enfin de l'œdème des malléoles survint et à son entrée il y
avait un notable degré d'anasarque.

L'examen de la région précordiale montra à la percussion une matité
considérable remontant jusqu'au-dessous de la clavicule, la pointe bat-
tant à gauche du mamelon dans le septième espace intercostal.

L'impulsion de la pointe était très nette. Rien ne pouvait faire
croire à une péricardite. A la base, un thrill extrêmement intense,
systolique, avait son maximum, au foyer des bruits aortiques. A l'auscultation, un bruit de souffle systolique extrêmement intense, présentant le même maximum, couvrait toute la région du cœur et se propa-
geait dans les vaisseaux avec une grande intensité. Le pouls était petit,
mais régulier.

Comme l'intensité extrême du souffle systolique de la base empêchait
d'entendre nettement les autres bruits du cœur, normaux ou non, on
posa le diagnostic suivant : rétrécissement aortique, rétro-dilatation
extrême, peut-être aussi lésions multiples d'orifices ?

1. Cette observation intéressante, communiquée seulement au
dernier moment, n'a·pu figurer dans le Résumé anatomo-pathologique.

Le poumon paraissait simplement emphysémateux, avec des râles d'œdème aux deux bases. Le foie était volumineux. L'aspect général du malade était caractéristique de l'état d'asystolie.

Ce jeune homme resta dans cet état plusieurs semaines, puis sous l'influence combinée du repos et de la digitale, l'œdème disparut à peu près complètement pour revenir de temps en temps.

Dans le courant du mois d'août, survint enfin de la fièvre continue, avec énorme épanchement dans les deux plèvres, et au bout de quelques jours le malade mourut avec quelques phénomènes cérébraux, mais surtout à la suite des progrès de l'asphyxie et de l'anasarque.

A l'*autopsie*, on trouva une tuberculisation miliaire, généralisée, surtout dans les séreuses. Les plèvres étaient couvertes de tubercules jeunes, très serrés, qui leur donnaient l'aspect du chagrin et au milieu desquelles se montraient des granulations confluentes plus grosses. Le poumon ne présentait que quelques îlots de pneumonie caséeuse non ramollis, et si rares qu'il fallait les chercher avec attention.

Mais les ganglions bronchiques et médiastinaux, en général étaient énormément tuméfiés, de volume variant entre celui d'un œuf de pigeon et celui d'un œuf de poule. En avant de la crosse de l'aorte, l'un d'eux avait acquis le volume d'un gros œuf d'oie, et transformé en un sac clos plein de pus, aplatissait le vaisseau contre le hile du poumon. Plusieurs autres ganglions, gros comme d'énormes noix, complétaient la compression, de sorte que les vaisseaux étaient dans le médiastin englobés dans une masse solide de ganglions caséeux. On sentait à peine un peu d'induration des glandes du cou dont le volume était à peu près normal. Le péricarde était couvert de granulations très récentes. Le cœur très gros (*cor bovinum*) était en dégénérescence graisseuse. L'aorte était athéromateuse, mais les valvules se sont montrées perméables et suffisantes aux épreuves classiques par l'eau.

Tuberculose des ganglions mésentériques. Carreau. — Comme bien on pense, nous n'avons pas l'intention d'étudier en quelques lignes une affection aussi importante, aussi est-ce seulement pour rappeler que c'est une des localisations de l'affection que nous en parlons. Les symptômes sont obscurs ; ce sont en général au début ceux d'une cachexie qui va progresser rapidement. L'amaigrissement se fait, le ventre se ballonne, le facies prend une expression contractée. Comme la tuberculose mésentérique accompagne le plus fréquemment la tuberculose intestinale il y a des troubles du côté du système digestif, alternatives de diarrhée et de constipation, ballonnement considérable du ventre. L'amaigrissement augmente de jour en jour, et le malade meurt dans le marasme. On cite des cas de guérison mais ils sont rares : quelquefois on peut sentir les tumeurs formées par des ganglions mésentériques comme dans ce fait rapporté par Rilliet et Barthez.

Chez un garçon de cinq ans l'abdomen était très inégal, bosselé, saillant à l'hypogastre, déprimé à l'épigastre, très flexible et mou. Immédiatement au-dessous de l'ombilic on sentait une tumeur qui dépassait de chaque côté la ligne médiane d'un travers de doigt et demi. Cette tumeur était très dure, un peu mobile, son bord inférieur tranchant. Le lendemain elle paraissait s'être rapprochée de la peau à cause de la mollesse et de la souplesse des parois abdominales. A l'autopsie les ganglions mésentériques formaient une masse du volume du poing composée d'un grand nombre de tuberculeux, dont plusieurs avaient le volume d'un petit œuf. Quelques uns étaient tuberculeux en totalité, dans d'autres le tubercule occupait le centre et le tissu ganglionnaire était énormément développé.

Adénopathies iliaques. — Van-Lair a insisté sur l'étiologie de certains phlegmons iliaques dont le point de départ serait une adénopathie aiguë. Nous ne sachions point qu'on

ait longuement insisté sur les dégénérescences tuberculeuses des ganglions qui accompagnent les vaisseaux iliaques,
aussi ne ferons-nous que les signaler.

Adénopathies inguinales, axillaires et poplitées. — Nous
n'en dirons pas grand chose, si ce n'est qu'elles sont en
général consécutives aux cervicales et que leur volume est
aussi le plus souvent moindre, comme leurs rapports sont
externes ils ont les mêmes complications et les mêmes ter-
minaisons que les cervicales.

DIAGNOSTIC

Avant de passer en revue le diagnostic des diverses affections ganglionnaires qui peuvent simuler celles dites scrofuleuses ou tuberculeuses, nous allons donner un tableau que nous empruntons à la thèse d'agrégation de M. le Dᵣ Bergeron.

TABLEAU DES TUMEURS GANGLIONNAIRES

AU POINT DE VUE DIAGNOSTIQUE, ÉTIOLOGIQUE ET THÉRAPEUTIQUE

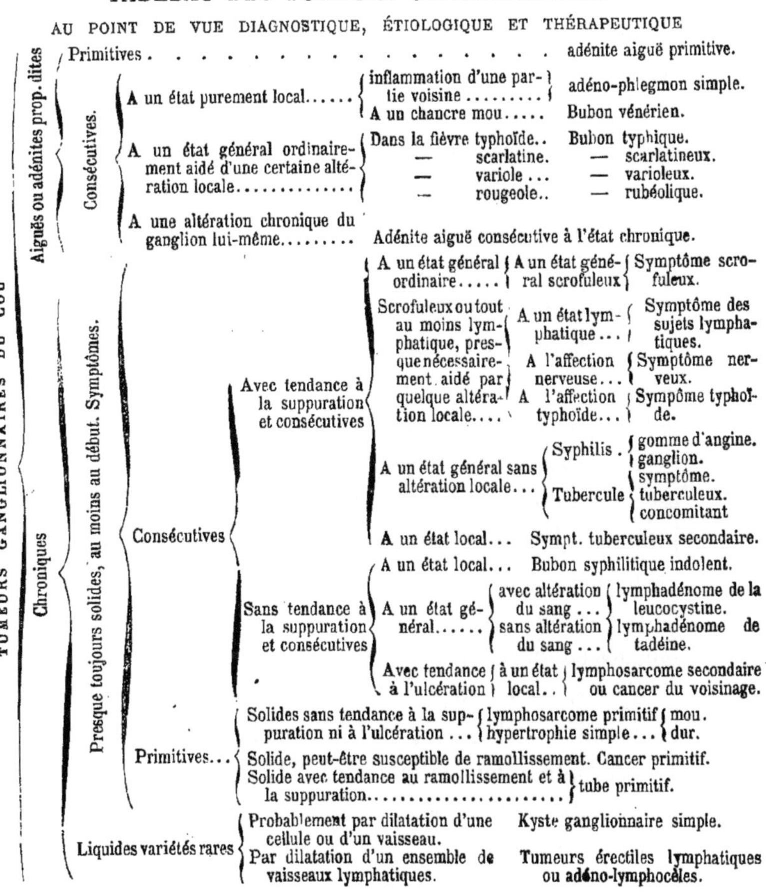

TUMEURS GANGLIONNAIRES DU COU

Aiguës ou adénites prop. dites

- Primitives . . . . adénite aiguë primitive.

Consécutives.

- A un état purement local......
  - inflammation d'une partie voisine .... adéno-phlegmon simple.
  - A un chancre mou ..... Bubon vénérien.
- A un état général ordinairement aidé d'une certaine altération locale............
  - Dans la fièvre typhoïde.. Bubon typhique.
  - — scarlatine. — scarlatineux.
  - — variole ... — varioleux.
  - — rougeole.. — rubéolique.
- A une altération chronique du ganglion lui-même........ Adénite aiguë consécutive à l'état chronique.

Chroniques — Presque toujours solides, au moins au début. Symptômes.

Consécutives

- Avec tendance à la suppuration et consécutives
  - A un état général ordinaire.....
    - A un état général scrofuleux } Symptôme scrofuleux.
  - Scrofuleux ou tout au moins lymphatique, presque nécessairement aidé par quelque altération locale....
    - A un état lymphatique ... } Symptôme des sujets lymphatiques.
    - A l'affection nerveuse... } Symptôme nerveux.
    - A l'affection typhoïde... } Sympôme typhoïde.
  - A un état général sans altération locale...
    - Syphilis . } gomme d'angine. ganglion.
    - Tubercule } symptôme. tuberculeux. concomitant
  - A un état local... Sympt. tuberculeux secondaire.
- Sans tendance à la suppuration et consécutives
  - A un état local... Bubon syphilitique indolent.
  - A un état général......
    - avec altération du sang ... } lymphadénome de la leucocystine.
    - sans altération du sang ... } lymphadénome de tadéine.
  - Avec tendance à l'ulcération
    - à un état local.. } lymphosarcome secondaire ou cancer du voisinage.

Primitives...

- Solides sans tendance à la suppuration ni à l'ulcération ...
  - lymphosarcome primitif { mou.
  - hypertrophie simple... { dur.
- Solide, peut-être susceptible de ramollissement. Cancer primitif.
- Solide avec tendance au ramollissement et à la suppuration...................... } tube primitif.

Liquides variétés rares

- Probablement par dilatation d'une cellule ou d'un vaisseau. Kyste ganglionnaire simple.
- Par dilatation d'un ensemble de vaisseaux lymphatiques. Tumeurs érectiles lymphatiques ou adéno-lymphocèles.

Passons en revue maintenant les principales affections avec lesquelles cette maladie peut être confondue.

Nous allons d'abord voir d'une manière générale comment on doit faire le diagnostic des lésions ganglionnaires, à quelque région qu'elles appartiennent ; nous verrons après et suivant les localisations les symptômes différentiels d'autres maladies.

Adénite aiguë simple. — Le sujet ne présente pas de symptômes de diathèse scrofuleuse. Il n'a jamais eu de gourme. On trouve facilement une origine traumatique (excoriation), plaies enflammées, éruptions quelconques.

Adénites vénériennes (chancreuses ou blennorrhagiques). — On trouve aux parties génitales les traces ou les cicatrices, des phénomènes du début, dans le cas de blennorrhagie où l'écoulement persiste encore.

Bubons typhique, variolique, scarlatineux, rubéolique, morveux. — On trouve encore ici les affections qui ont donné naissance à ces adénopathies.

Dégénérescence cirrheuse et amyloïde. — Le diagnostic est assez difficile car elles se sont montrées généralement jusqu'ici chez des sujets jeunes, chez des scrofuleux en même temps que des altérations de même nature siègent dans les reins, dans la rate et le foie, sans doute après de longues suppurations.

Kystes. — Ils peuvent être colloïdes ou mucoso-séreux ; les premiers s'observent chez les vieillards : les autres ont été rencontrés dans le mésentère. Le diagnostic des kystes ganglionnaires peut se faire par une ponction capillaire, ils peuvent succéder à la fonte purulente ou au ramollissement tuberculeux.

Dégénérescence érectiles. — Les lymphangiômes lymphatiques ganglionnaires, appelés aussi adéno-lymphocèles par M. Théophile Anger, présentent les caractères suivants :

Ce sont des tumeurs qui peuvent acquérir des dimensions considérables, le volume du poing, généralement, un peu moins développées, présentant des bosselures, parfois nettement circonscrites, parfois en continuité avec des ectasies vasculaires sanguines ou lymphatiques, dépressibles plutôt que franchement réductibles, susceptibles de devenir plus fermes sous l'influence de la marche et des fatigues de toutes sortes. La peau qui les recouvre est comme chagrinée. « La main qui les explore, dit Théophile Anger, perçoit la sensation de cordons enroulés, de noyaux épais diminuant par la pression, sans se réduire complètement. » La complication la plus redoutable est la lymphangite phlegmoneuse diffuse, elle marche alors avec une rapidité effroyable et emporte les malades en moins de quarante-huit heures.

Lymphosarcome, lymphadénome. — Ces dégénérescences ganglionnaires appartiennent à ce que l'on a appelé la diathèse lymphadénique et qui se révèle sous deux formes : la leucocythémie et l'adénie. Voici les caractères principaux de ces deux maladies : ce sont des affections qui débutent dans l'âge moyen de la vie. Elles s'attaquent à tous les organes qui sont formés de tissu lymphoïde. Ce sont en général des ganglions qui se prennent, puis la rate, et l'on trouve des dépôts lymphatiques dans les principaux organes du système foie, rein, peau (onycosis fongoïde). Une anémie extrême se développe en même temps que s'il y a leucocytémie, on peut trouver dans le sang une très grande proportion de globules blancs, un contre six ou sept rouges ; quelquefois la proportion est plus grande encore, et on a vu des malades chez lesquels la proportion est de un globule blanc contre un globule rouge, quelquefois même le nombre des rouges est inférieur à celui des blancs. Dans l'adénie, bien étudiée par Trousseau il n'y a pas leucocytémie, mais il faut tenir compte alors de l'absence des symptômes pulmonaires et de l'arrivée de la maladie à une époque où la scrofule ne se voit plus.

Cancer ganglionnaire. — En général secondaire « ils ont dit M. Ledentu (1) une grande tendance à la destruction. Les organes qui sont en contact avec les masses morbides de nouvelle formation sont envahis, détruits, ulcérés : la destruction porte avec une intensité spéciale sur les vaisseaux veineux et alors le tissu cancéreux bourgeonne et se prolonge dans leur cavité sous forme de fungus parfois volumineux. Ces derniers, retenus seulement par leur pédicule au point où ils émergent d'une veine collatérale, peuvent être entraînés en entier ou partiellement par le courant sanguin et constituer des embolies dont la migration a été invoquée par certains auteurs pour expliquer l'infection générale et le développement de cancers secondaires dans les viscères. Ce fait, bien étudié jadis *par Broca*, est devenu vulgaire et presque banal depuis lors tant on a eu d'occasions de l'observer. »

La suppuration est loin d'être rare dans les ganglions envahis par le cancer. Elle se produit souvent dans plu-

1. *Dictionnaire de médecine et de chirurgie pratique.*

sieurs points à la fois et alors la destruction des téguments par ulcération de dedans en dehors, l'ouverture de ces foyers multiples donne à la masse entière un aspect spécial. La peau dans les endroits où elle n'a pas été détruite est d'un rouge violacé. La surface de la masse morbide est sillonnée de canaux tortueux fouillés en cratères profonds d'où s'échappe du pus mêlé de sang ; il s'en échappe aussi des matières caséeuses et des eschares noirâtres. On trouve en même temps les endroits où se font les points de départ du cancer.

Nous laissons de côté le diagnostic des diverses lésions par régions pour celles qui sont superficielles nous ne parlerons que des localisations profondes : la phthisie bronchique e. la mésentérique.

Phthisie bronchique. — Il faut établir deux points : d'abord qu'il y a compression, ensuite que cette compression est le résultat d'une tuberculisation des ganglions bronchiques. On pouvait songer à l'existence de la coqueluche, de l'asthme ou d'une affection du larynx. Mais l'absence de reprise de sifflement, ainsi que l'examen pulmonaire et laryngoscopique éloigneront l'idée de ces affections. Il faudra ensuite procéder par exclusion, rechercher les signes de l'anévrysme de l'aorte, du cancer du médiastin, du cancer de l'œsophage englobant la trachée, de l'adénie. Enfin le diagnostic sera presque confirmé si l'on a affaire à des jeunes enfants nés de parents tuberculeux ou présentant des signes de scrofule soit chez des adultes, également scrofuleux et déjà atteints de tubercules pulmonaires. Les petits malades sont affaiblis ils ont un état cachectique caractérisé par de la fièvre et des sueurs abondantes :

Phthisie mésentérique. — La présence de tubercules dans les ganglions mésentériques n'est pas toujours facilement reconnue, comme le fait remarquer Guersant. On se fondera surtout sur l'âge de l'enfant (surtout trois à dix ans), le volume du ventre, les alternatives de boulimie et d'anorexie, la sensation de tumeurs dures arrondies bosselées dans le ventre, les déjections abondantes et fétides. La maladie pourrait guérir, a-t-on dit, mais nous nous demandons s'il n'y a pas d'erreur de diagnostic.

PRONOSTIC

Il est en général grave lorsqu'il y a dans d'autres organes des lésions tuberculeuses, il l'est moins lorsque la tuberculose est simplement localisée aux ganglions.

Plus les ganglions sont intenses, plus dangereuses sont les complications, on conçoit en effet, qu'un ganglion qui s'ouvre au dehors, cause moins de dégâts que si le pus est versé à l'intérieur du thorax ou de la poitrine. Lorsque la syphilis complique la tuberculose le pronostic nous a semblé être très grave et nous pourrions, il nous semble, le formuler ainsi : « Lorsque chez un malade entaché de syphilis encore secondaire il survient de la tuberculose il faut craindre de voir survenir les adénites dont nous avons parlé et la mort sera probablement rapide. »

Quelquefois les adénites scrofuleuses peuvent dégénérer ainsi que le montrent les faits qui suivent :

Velpeau dans le *Dictionnaire encyclopédique des sciences médicales*, tome 1er, dit que les adénites scrofuleuses peuvent se transformer en tumeur maligne et à l'appui de cette opinion cite plusieurs faits : un haut personnage dans l'ordre politique avait sous l'oreille une masse ganglionnaire, restée bénigne pendant près de vingt ans. Il essaya en compagnie de Chomel, de Cloquet, du docteur Cattois son médecin et de quelques autres praticiens, d'année en année, tous les fondants possibles. Comme cette tumeur avait fini par rester stationnaire et était manifestement scrofuleuse, qu'elle ne causait aucune souffrance, comme le malade était d'une extrême pusillanimité au point de vue chirurgical, on insista modérément sur la nécessité de l'opération. Mais après un grand nombre d'années la tumeur prit rapidement du développement, devint dure, gagna les téguments, se confondit avec les tissus voisins, envahit toute la région sus-hyoïdienne, une grande partie de la région cervicale et amena la mort du malade après s'être ulcérée et montrée sous la forme d'un véritable cancer fibro-plastique.

En 1859, Velpeau fut appelé à Liège près d'une dame que des ganglions scrofuleux tourmentaient depuis de longues années. Un de ces ganglions avait subi la transformation encéphaloïde dix-huit mois auparavant et avait été enlevé par Nélaton. On le mandait pour opérer une tumeur de même nature, qui avait évidemment son siège dans les ganglions lymphatiques ; après être restée stationnaire et bénigne pendant douze ans elle était devenue cancéreuse après la première opération. Dans la même année il alla à Vichy voir une jeune dame lympathique dont le cou était parsemé de ganglions ayant tous les caractères des tumeurs scrofuleuses mais dont une des glandes anciennes comme les autres, s'était accrue dans le dernier lieu au point d'acquérir le volume d'un gros œuf et s'était transformée en un champignon fongueux positivement encéphaloïde, à tel point que chez cette malade comme chez les deux précédents il ne serait venu à personne l'idée de tenter l'extirpation.

TRAITEMENT.

On le conçoit de prime abord, le traitement ne sera pas le même pour les diverses formes ou localisations de la tuberculose. Les ganglions du cou, de l'aisselle et de l'aîne sont superficiels et peuvent être atteints facilement ; il n'en est pas de même de ceux qui sont à l'intérieur des principales cavités. Aussi dirons-nous que le traitement doit être double, général et local.

Traitement général. — Le traitement général comprend aussi deux manières différentes d'agir. Le médecin doit avoir pour but de fortifier l'organisme et d'administrer en même temps des remèdes qui agiront à titre de fondants ou d'absorbants. C'est d'abord *l'huile de foie de morue* qu'il faut ordonner ; c'est là lorsque les malades peuvent le supporter un médicament de premier ordre. En brûlant dans l'organisme, il produit de la chaleur, mais là évidemment ne se borne pas son action. Il existe dans l'huile de morue des matières iodées que l'estomac supporte plus facilement que celles que l'on prépare artificiellement, et qui sont aussi sans nul doute plus facilement assimilables. Or qui ne connait l'action de l'iode sur le système lymphatique et en particulier sur les ganglions ? L'huile dont il faut se servir serait la noire, c'est celle qui contient le plus de principes actifs, mais comme à cause de son goût le malade la supporterait difficilement, c'est la brune que nous conseillerons. La blanche, surtout celle qui a été décolorée par les procédés chimiques est la moins odorante, la moins désagréable mais aussi la moins efficace. Comment chez ces sujets doit-on donner l'huile, à quelle dose faut-il l'employer? Nous avons eu la bonne chance, durant nos études médicales, de suivre des services où cet agent thérapeutique était donné à hautes doses ; l'impression qui nous est restée des observations que nous avons faites, est que, donnée à la dose d'une cueillerée par jour, l'huile est bien supportée lorsque le sujet s'y est habitué dès le début, mais donnée à la dose de trois ou quatre cueillerées par jour, elle n'est plus absorbée en totalité et elle joue un rôle purgatif.

Le quinquina vient ensuite : chez les tuberculeux il a plusieurs indications. Introduit dans l'estomac il active l'appétit. Par son action anti-périodique il diminue légèrement cette fièvre hectique qui revient tous les soirs à la même heure chez les phthisiques et les mine lentement. Enfin il possède la propriété de diminuer le nombre des globules blancs, propriété précieuse si l'on songe qu'en général dans ces altérations ganglionnaires il y a de la leucocytose. L'action que nous signalons a été établie physiologiquement et l'on a rapproché immédiatement cette donnée des effets avantageux autrefois retirés de l'emploi du sulfate de quinine dans la fièvre puerpérale, dans l'infection purulente par divers cliniciens tels que Piedagnel, Beau, Lecomte, Leudet, Cabanellas. Le meilleur mode d'administration du quinquina pour nous consiste à le donner à l'état de teinture. Le sulfate de quinine est sans doute une excellente préparation, mais longtemps continué, il donne de la gastralgie. L'extrait mou de quinquina offre le désagrément d'être souvent ennuyeux à prendre pour le malade et de lui répugner. Il n'en est pas de même de la teinture qui, prise avant ou après le repas, dans un peu de vin n'a pas un goût désagréable et dont on peut aisément proportionner la dose à l'effet que l'on veut obtenir.

La médication iodée a été préconisée. Nous ne sommes plus au temps où l'on calcinait des éponges ou des crustacés et ou empiriquement on avait deviné leur action bienfaisante. Comment cette substance agit-elle sur le système lymphatique? C'est ce qui serait difficile à dire, toujours est-il que son action est incontestable. Nous ne nous arrêterons pas à la théorie qui consiste à dire que les iodiques, de même que les arsénicaux, diminuent la formation de l'urée et de l'acide carbonique, que ces deux agents jouent le rôle de médicaments d'épargne.

Comment doit-on administrer les préparations iodées ? Trois moyens principaux sont en présence, les badigeons, l'inspiration des vapeurs d'iode ainsi que le faisaient Berton, Baudelocque, Scudamoro et Piorry qui faisaient mettre sur leur table de nuit des vases contenant de l'iode, et enfin l'administration par le tube digestif (estomac ou rectum). Il faut en général associer l'iode soit à des amers, soit à l'opium. Un sirop dont nous avons vu obtenir de bons résultats à l'hôpital Sainte-Eugénie sur des enfants atteints d'adénites scrofuleuses volumineuses est le suivant :

Sirop de gentiane.	250 gr.
Iodure de potassium.	5 gr.
Iode libre. . . . . ⸰	0 gr. 05 cent.

dont on prendra une cuillerée tous les jours.

Parlons enfin de la médication arsénicale qui n'est pas non plus sans action. L'arsénic est encore un de ces agents antidéperditeurs, et qui agit on ne sait trop comment mais dont l'efficacité a été aussi nombre de fois constatée ; on pourra l'administrer soit sous forme liquide à l'état d'arséniate ou d'arsénite soluble (liqueur de Fovler ou de Pearson), à la dose de quelques gouttes, soit sous forme solide à l'état d'acide arsénieux dans des granules (granules de Dioscoride). On commencera par quatre ou cinq milligrammes et on ira jusqu'à dix ou douze milligr. par jour, sans toutefois dépasser cette dose.

Citons encore *le fer* dont les préparations sont multiples ; néanmoins il ne faut pas oublier qu'il donne lieu souvent chez les tuberculeux à des hémoptysies.

Un des meilleurs traitements que l'on puisse faire suivre au malade atteint d'adénopathie est de l'envoyer *aux eaux*. Nous ne voulons pas préconiser ici une source plutôt qu'une autre, cependant les sources sulfurées sodiques et les arsénicales sont celles qu'il faut choisir. Toutefois il y a ici des éléments dont il faut tenir compte ; la tuberculose évolue différemment suivant que l'on a affaire à telle ou telle forme et suivant la diathèse dont était en puissance l'individu atteint de tubercules, telles eaux par exemple lui seraient favorables pour ses adénopathies qui pourraient congestionner trop activement ses poumons et causer des hémoptysies.

Nous avons dit précédemment que la tuberculose entée sur la syphilis donnait une poussée active aux adénopathies ; quel doit être le traitement rationnel de ces manifestations ? La première idée qui se présente à l'esprit est que dans ces circonstances la syphilis doit être traitée, si elle en est encore à produire les accidents secondaires, par le mercure ; si au contraire elle en est à sa troisième période, par l'iodure de potassium. Eh bien, il est un principe qui est admis par presque tous les syphiliographes, c'est que le mercure a une action funeste sur la tuberculose et qu'il en hâte l'évolution. Donner dans ces circonstances de la liqueur de Van-Swieten ou du sirop de Gibert serait commettre une grave erreur.

Nous passons sous silence les autres médications générales tant vantées et nous arrivons maintenant au traitement local.

Comme on le prévoit facilement ce mode de traitement est inapplicable aux cas où ce sont les ganglions intra-thoraciques ou intra-abdominaux qui sont lésés, car l'intervention chirurgicale, si toutefois on peut lui donner ce nom, se borne à agir sur les ganglions externes c'est-à-dire ceux du cou, de l'aisselle et de l'aîne.

Nous avons vu précédemment que ces ganglions avaient les mêmes rapports généraux et nous faisons surtout allusion aux rapports vasculaires, par conséquent tandis qu'au premier abord il semble qu'il y ait, suivant les localisations différentes de ces ganglions ; des modes différents d'agir, en réalité le traitement a recours au même *modus faciendi*.

Traitement local. — Deux cas doivent être supposés : 1° Il y a simplement tuméfaction ; 2° les ganglions ont suppuré et le pus s'est ouvert au dehors.

A. *Il y a simplement tuméfaction.* — La première idée qui vient à l'esprit est d'appliquer sur les ganglions une *pommade fondante.* Or, il faut bien le dire, ces pommades dont on a multiplié les formules, n'ont jamais agi sur les ganglions ; toutefois il est bon de les employer, de les prescrire, car le vulgaire ignorant et qui croit bien plus aux traitements locaux inefficaces qu'aux traitements généraux dont l'action est bien meilleure, réclame à grands cris l'emploi de ces topiques et le médecin passerait pour ignorant s'il n'en ordonnait pas. Il faut donc en prescrire, mais comme adjuvant surtout moral, et en même temps insister sur la médication générale dont le malade pourra retirer un certain profit. On pourra employer soit la pommade au précipité jaune, soit celle à l'iodure de potassium.

Les badigeonnages de teinture d'iode sont indiqués aussi, bien que nous ayons la ferme conviction qu'ils n'ont jamais agi ; on les répétera jusqu'à ce que l'épiderme soit enlevé.

Le massage et *l'écrasement* ont été conseillés. Nul doute que ceux qui ont parlé de ce mode de traitement n'en aient retiré de bons résultats, mais pour nous, nous ne voudrons jamais l'employer car dans un cas où nous l'avons vu mettre en pratique à l'hôpital Sainte-Eugénie il a donné les plus déplorables résultats, les ganglions circonvoisins enflammés par cette malaxation se sont tuméfiés et ont suppuré à leur tour.

Il n'en est pas de même *de l'électrisation* qui fait sûrement contracter les glandes lymphatiques et les fait chasser au dehors les matières inassimilables qu'elles contenaient ; ces matériaux auraient joué le rôle de corps irritants et contribué dans une large part à l'inflammation suppurative de ces éléments lymphatiques.

En résumé, qu'on nous pardonne cette comparaison, l'électricité, en même temps peut-être qu'elle contribue à entretenir la vitalité du ganglion, joue à son égard le rôle d'un émétique. Nous ne parlerons pas des vésicatoires qui n'ont pas une utilité bien grande et qui risquent de produire l'inflammation des ganglions circonvoisins.

Arrrivons au traitement chirurgical.

Cautérisation. — « La cautérisation, dit Vidal de Cassis, avec la potasse caustique a été employée dans des cas de dégénérescence tuberculeuse. Elle ouvre une voie à cette matière et excite suffisamment les tissus pour développer une inflammation éliminatrice et favoriser la résolution. Il convient, autant que possible. de faire une cautérisation linéaire pour que la cicatrisation de la solution de continuité soit plus prompte et plus facile. Il vaudrait mieux pour cela opérer avec la pâte de chlorure de zinc, ou employer le caustique de Vienne, mais on ne sait jamais précisément où s'arrête l'action du caustique et il est impossible d'éviter une cicatrice plus ou moins difforme, quel que soit le soin qu'on mette à faire une traînée linéaire. »

Incision et broiements sous-cutanés. — M. Richet a obtenu de bons résultats du broiement des ganglions tuberculeux au moyen de l'aiguille qui sert à l'abaissement de la cataracte. On pique la peau sur un côté du ganglion, la pointe parvient jusqu'à lui obliquement, et, une fois introduite dans l'enveloppe du ganglion, celui-ci est broyé comme on le fait quand on opère la cataracte par le broiement du cristallin, et comme on l'a conseillé pour le traitement des tumeurs érectiles. Nous craindrions toutefois, comme nous l'avons dit plus haut à propos du massage, de provoquer une inflammation périphérique. Ce que nous disons de ce mode de traitement nous ne le pensons pas du suivant :

L'extirpation. — C'est surtout pour ceux du cou qu'on

a pratiqué cette opération. En 1839, Velpeau en était à son vingtième succès, Vidal de Cassis à son sixième. Sédillot et Larrey avaient été aussi heureux. Souvent les ganglions n'étaient qu'hypertrophiés, mais il est des extirpations qui ont été pratiquées pour des cas d'affections tuberculeuses des ganglions du cou. Les auteurs se sont posé cette question ? « Faut-il opérer un tuberculeux et n'y a-t-il pas à craindre qu'une opération vienne activer dans sa marche la phthisie pulmonaire. » Plusieurs chirurgiens dans cette crainte n'ont pas agi, ils ont redouté les effets qui accompagnent la tentative de curation de la fistule à l'anus chez les mêmes malades. Le cas, n'est paraît-il, pas le même.

Les dangers des opérations sur le cou doivent nous rendre prudents ; cependant si l'on considère que tous ces ganglions sont enveloppés par un kyste et par conséquent séparés des organes importants qui composent le cou, on aura plus de hardiesse.

On pratiquera une seule incision à la peau quand les ganglions seront très rapprochés, autrement il vaut mieux pratiquer des incisions multiples. Après avoir divisé les tissus qui sont au-dessus du ganglion, on trouve alors un kyste formé tout autour par du tissu cellulaire qui est comme feutré. Une érigne accroche le ganglion, un aide opère sur elle des tractions et l'opérateur avec deux pinces à disséquer, déchire le kyste, déshabille en quelque sorte ce ganglion que l'on énucle ainsi. Doit-on dans tous les cas pratiquer cette opération ? « Je l'approuve, dit Vidal de Cassis, toutes les fois qu'elle peut seule débarrasser un malade de ses tumeurs, mais il ne faudra pourtant pas oublier qu'il s'agit ici d'une lésion qui dans le plus grand nombre de cas ne compromet pas la vie et qui peut, après un long temps, rarement il est vrai, disparaître d'elle-même. Faut-il pour une pareille maladie pratiquer des opérations qui vous obligent à découvrir les vaisseaux carotidiens, à mettre à nu le nerf hypoglosse et la veine jugulaire?

Faut-il aller chercher de ces petites tumeurs dans la glande parotide ? Si l'on considère tous les dangers, tous les écueils des opérations pratiquées au cou et à ces profondeurs, on hésitera même en possédant les connaissances les plus exactes de ces régions et la plus grande habileté manuelle.

B. — *Il y a un abcès ouvert au dehors ou qui va s'ouvrir.* Il faut autant que possible empêcher les abcès ganglionnaires de s'ouvrir d'eux-mêmes en quelque région qu'ils se trouvent, et pour cela, lorsqu'on verra que la peau est amincie, on plongera la pointe du bistouri de manière à faire une simple ponction ; on pourra aussi avoir recours au séton filiforme. Nous l'avons vu avoir d'excellents résultats entre les mains de M. Périer à l'hôpital Saint-Antoine, surtout chez des enfants. Enfin lorsque l'abcès sera ouvert, s'il laisse à nu une surface ulcérée suintante, on appliquera dessus des compresses trempées dans une solution de chloral au cinquantième et s'il restait, comme cela se voit souvent, un trajet fistuleux, on chercherait à le faire tarir en injectant quelques gouttes de teinture d'iode.

Il est un cas dont nous avons parlé à propos de la symptomatologie : c'est la transformation kystique du ganglion suppuré. L'extirpation peut être utilisée, mais chez un malade du service de M. Ledentu, nous avons vu ce chirurgien pratiquer une ponction au moyen d'un trocart fin, injecter ensuite de la teinture d'iode et obtenir d'excellents résultats.

CONCLUSIONS

1° Les adénites qui viennent chez les tuberculeux ou chez les scrofuleux sont de deux espèces : elles sont simples ou tuberculeuses.

2° Il est vraisemblable d'admettre que les adénites scrofuleuses qui ne sont pas des adénites simples chroniques chez des lymphatiques, sont des adénopathies tuberculeuses à manifestations primitives et localisées du tubercule, tandis que celles qui sont dites tuberculeuses sont le plus fréquemment secondaires et coïncident avec d'autres lésions également tuberculeuses.

3° Il est donc à peu près indifférent de donner à ces lésions le nom de tuberculeuses ou de scrofuleuses.

4° Les localisations diverses de ces affections ganglionnaires prennent, suivant les sièges qu'elles occupent, les dénominations d'écrouelles, de phthisie bronchique, de carreau, etc. Mais ces maladies ne sont que des manifestations de la même lésion.

5° Chez certains tuberculeux l'aphonie que l'on rencontre ne tient pas toujours à des lésions de la muqueuse ; elle peut tenir aussi à des compressions des récurrents par les ganglions trachéo-bronchiques hypertrophiés ainsi que l'ont montré MM. Guéneau de Mussy et Baréty ; elle peut dépendre enfin de la compression de ces mêmes récurrents par des ganglions situés au voisinage du larynx ainsi que cela résulte de notre travail.

6° La syphilis peut combiner ses effets à ceux de la tuberculose ganglionnaire.

7° Des observations que nous rapportons il semblerait résulter que, si chez un malade en puissance de syphilis secondaire, avec ou sans manifestations, il survient de la tuberculose pulmonaire, les tubercules trouveront dans ces ganglions déjà lésés par la syphilis un terrain tout préparé pour leur développement et se développeront avec une certaine acuité.

8° Les ganglions qui sont le plus atteints sont les cervicaux.

9° Les symptômes ganglionnaires ressemblent un peu à ceux de la leucocytémie car on voit dans ces circonstances uné leucocytose permanente coïncidant avec l'hypertrophie énorme de ces ganglions.

TABLE

Imp. A. DERENNE, Mayenne. — Paris, boulevard Saint-Michel, 52.